SALUDABLE MENTE

40 RECETAS PALEO

Indice

Introducción

La dieta Paleo se basa en los alimentos que el Cazador/Recolector comía en la era Paleolítica. Son alimentos básicos, simples y saludables. Si no puedes tomarlo, cultivarlo o recolectarlo no es parte de la dieta Paleo. Incluye carnes orgánicas de granja, pescado, mariscos, semillas, nueces, vegetales, frutas y aceites.

Los alimentos naturales y orgánicos enteros están llenos de nutrientes en la combinación correcta para las necesidades de nuestro cuerpo. Hay poca enfermedad cuando el cuerpo tiene todas las proteínas, carbohidratos, grasas, vitaminas y minerales adecuados. Esta es la dieta para los seriamente saludables y todos los que aman la buena comida. Estas recetas están llenas de sabor, son fáciles de hacer y son muy buenas para ti. Cada una puede ser fácilmente adaptada a tu despensa y preferencias.

Disfrutalo!

Verduras

Ratatouille japonés

Sirve: 4

Ingredientes

1 cucharada de orégano fresco picado

1 cucharada de albahaca fresca picada

¼ cucharadita de pimienta de cayena

Pimienta y sal a gusto

¼ taza de aceite de cocina

2 berenjenas japonesas

6 tomates

2 pimientos.

4 dientes de ajo picados

1 cebolla picada

2 calabacines

Intrucciones

1. Dados de verduras

2. Calentar el aceite en una olla de sopa

3. Saltear ajo, cebolla 1 minuto

4. Añade las verduras 1 minuto

5. Añade el resto de los ingredientes y cocina a fuego lento hasta que la berenjena esté

blanda. Servir con la carne favorita

Consejos de cocina

Para preparar la berenjena, pelar y cortar finamente, colocar en un colador y espolvorear con sal, todos los jugos amargos saldrán. Después de unos veinte minutos, enjuaga bien y luego cocina.

Variación

Usar romero en lugar de orégano y albahaca

Usar tomates secados al sol

Añadir salchicha o salami picado

Vinagreta de limón

Sirve: ½ taza

Ingredientes

Pimienta y sal a gusto

2 cucharaditas de jugo de limón

1 cucharadita de cáscara de limón

2 cucharadas de vinagre

½ taza de aceite de oliva virgen

Intrucciones

1. Pon todos los ingredientes en un frasco de vidrio con tapa bien ajustada

2. Agitar bien para combinar

3. Usar como aderezo para la ensalada

Consejos de cocina

Usar fresco o guardar hasta 1 semana en el refrigerador, agitar bien antes de usar.

Variación

Añade un diente de ajo picado o un poco de comino

Papas fritas de calabaza

Sirve: 2

Ingredientes

Pimienta y sal a gusto

2 cucharaditas de hierbas frescas picadas

¼ taza de aceite de cocina

4 tazas de ranúnculo en rodajas finas o calabaza similar

Intrucciones

1. Precalentar el horno a 425F

2. Mezclar todos los ingredientes en un tazón

3. Esparcir los trozos de calabaza en una bandeja en una sola capa

4. Hornear 20-30 minutos, hasta que esté crujiente

5. Servir caliente con la salsa favorita

Consejos de cocina

Mezcla el aceite y los condimentos/hierbas antes de mezclarlas con trozos de calabaza para distribuir uniformemente los sabores.

Variación

Usar patatas

Añade pimentón ahumado o trozos de tocino para darle más sabor.

Berenjena rellena de mar

Sirve: 4

Ingredientes

3 cucharadas de aceite

1 huevo batido

1 cucharada de salsa de pescado

2 cucharadas de pasta de curry rojo

¼ taza de cilantro picado

½ taza de cebolletas picadas

4 dientes de ajo picados

1 cucharada de jengibre rallado

1 pimiento picado

12 onzas de camarones crudos pelados

1 berenjena grande

Intrucciones

1. Precalentar el horno a 400F

2. Cortar la berenjena por la mitad a lo largo, marcar la superficie de corte

3. Cepillar todos los lados con aceite

4. Hornea la piel unos 15 minutos

5. Girar y cocinar hasta que esté tierno

6. Quitar y dejar enfriar

7. Sacar la carne y los dados

8. Fríe en aceite a fuego medio

9. Añade la pimienta, el ajo y el jengibre

10. Revuelve el cilantro y las cebollas, cocina ligeramente

11. Trasladar a un tazón

12. Revuelve el curry, la salsa, el huevo y los camarones

13. Cuchara de mezcla en los botes de berenjena

14. Hornea a 350F hasta que el relleno esté listo

15. Adornar con cilantro

Consejos de cocina

Tengan cuidado al sacar la berenjena cocida, de no perforar la piel.

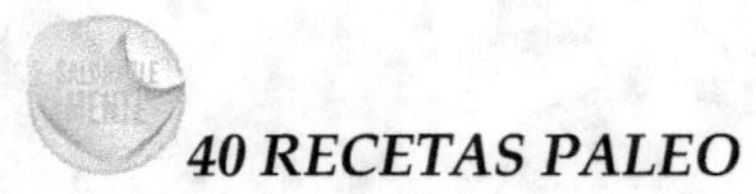

Variación

Sustituir los camarones por mariscos picados o salchichas/salami. Usar carne de cerdo dorada y añadir un poco de romero fresco picado.

Hongos a la parrilla con ajo

Sirve: 2

Ingredientes

2 cucharadas de aceite

1 cucharada de vinagre balsámico

1 cucharadita de sal

1 cucharadita de pimienta fresca molida

1 cucharadita de pimentón

½ cucharadita de semillas de cilantro trituradas

½ cucharadita de polvo de cebolla

½ cucharadita de polvo de ajo

3 dientes de ajo picados

12 champiñones de botón

Intrucciones

1. Calentar el aceite en una sartén

2. Revuelve las especias y el ajo

3. Cuando esté ligeramente marrón, añade el vinagre y cocina a fuego lento 1 minuto

Consejo de cocina

No laves los hongos, límpialos con un paño húmedo. Guarda los hongos en una bolsa de papel marrón

Variación

Añade la cebolla y el tocino finamente picados

Añade las vieiras cortadas en dados

Ajo, menta y calabacín

Sirve: 2

Ingredientes

Pimienta y sal a gusto

2 cucharadas de menta fresca picada

La cáscara y el jugo de medio limón

2 dientes de ajo picados

1 cucharada de aceite de cocina

2 calabacines grandes, en rodajas

Intrucciones

1. Calentar el aceite en una sartén

2. Calabacines de color marrón claro

3. Añade los ingredientes, excepto la menta, y cocínalos durante dos minutos

4. Añade la menta y cocínala durante dos minutos.

5. Servir caliente con el plato de carne favorito

Consejos de cocina

Usar una médula grande

Variación

Cubrir el calabacín con especias y aceite y asar a la parrilla, girando para cocinar a través de usar romero, salvia, tomillo u orégano en lugar de menta.

Receta de coliflor asada al horno

Sirve: 2-4

Ingredientes

Pimienta y sal a gusto

½ aceite de copa

1 cucharada de polvo de curry

1 cabeza de coliflor, cortada en ramilletes

Intrucciones

1. Hervir a fuego lento la coliflor en agua hasta que esté tierna

2. Escurrir y mezclar el aceite y el polvo de curry

3. Transferir a una bandeja de horno forrada con papel de aluminio

4. Asar a la parrilla diez minutos, o hasta que se dore

Consejos de cocina

Añade la coliflor al agua hirviendo, y luego

hierve a fuego lento

Variación

Usar brócoli en lugar de coliflor

Usar comino y cilantro en lugar de polvo de curry

Desayuno Hash

Sirve: 2

Ingredientes

Pimienta y sal a gusto

¼ cucharadita de pimienta de cayena

1 diente de ajo picado

½ cebolla picada

½ batata, rallada

2 huevos

Mantequilla

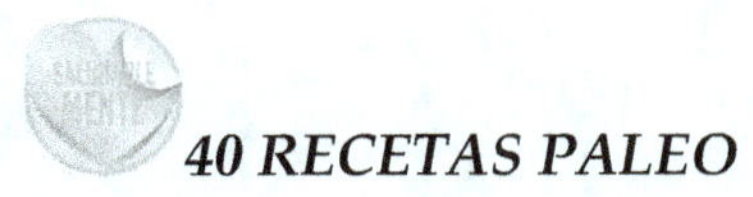

Intrucciones

1. Derretir la mantequilla en la sartén

2. Saltea el ajo, la cebolla y la patata ligeramente

3. Añadir especias al gusto

4. Revuelve los huevos y cubre

5. Cocinar 2-3 minutos

Consejos de cocina

Calienta la sartén a medio camino, no

demasiado caliente o los huevos se quemarán

Variación

Usar la patata en lugar de la batata

Añade la carne sobrante desmenuzada

Usar las sobras de la noche anterior, freír ligeramente, añadir el huevo y cocinar

Patatas fritas con canela dulce

Sirve: 4

Ingredientes

Canela

Aceite vegetal

4 tazas de batata en rodajas finas

Intrucciones

1. Calentar el aceite a temperatura media/alta hasta que las burbujas suban a la superficie (unos 250F)

2. Cocina una taza de papas fritas a la vez

3. Girar con frecuencia, cocinar hasta que esté crujiente y dorado

4. Quitar para escurrir en un plato forrado de toalla de papel

5. Servir con canela espolvoreada por encima

Consejos de cocina

Para ver si el aceite está lo suficientemente caliente, prueba poniendo un chip, si sube a la superficie con un montón de pequeñas burbujas alrededor, está listo.

Variación

Usar papas, zanahorias o papas fritas de calabaza

Espolvorea pimentón ahumado y sal marina sobre las patatas fritas. Sirve con salsa de aguacate.

Hornear

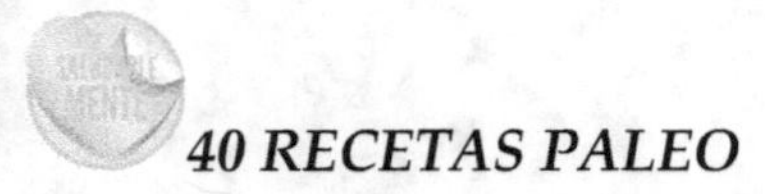

Panecillos de almendra y trigo sarraceno

Sirve: 12

Ingredientes

½ taza de almendras en tiras

½ cucharadita de esencia de vainilla

1/3 taza de aceite vegetal

¼ taza de miel

1 huevo

1 taza de leche de almendra

½ cucharada de cacao en polvo

½ cucharadita de bicarbonato de sodio

1 cucharadita de polvo de hornear

¼ cucharadita de sal

1 taza colmada de harina de alforfón ligera

Intrucciones

1. Precalentar el horno a 375F

2. Forrar una bandeja de 12 tazas de panecillos

3. Bate la vainilla, el aceite, la miel, el huevo y la leche

4. Cernir el cacao, el bicarbonato de sodio, el polvo de hornear, la sal y la harina

5. Mezclar bien

6. Revuelva las almendras

7. La masa de la cuchara en la bandeja de los panecillos

8. Hornea unos veinte minutos o hasta que esté firme en el centro

9. Deja que se asiente diez minutos y luego enfríe en una bandeja

Consejos de cocina

No lo mezcles demasiado, ya que las magdalenas saldrán duras

Variación

Omite el cacao reemplazalo por café instantáneo

Sustituir las almendras cortadas por trozos de chocolate o arándanos secos

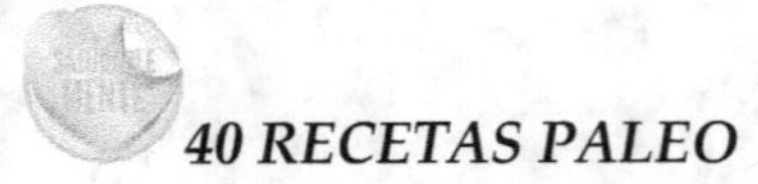

Panecillos de zanahoria y plátano

Sirve: 12

Ingredientes

¾ taza de nueces picadas

1 ½ tazas de zanahoria rallada

¼ taza de aceite de coco derretido

1 cucharadita de vinagre

3 huevos

3 plátanos maduros

1 taza de dátiles picados

1 cucharada de canela

1 cucharadita de sal

2 cucharaditas de bicarbonato de sodio

2 tazas de harina de almendra

Intrucciones

1. Precalentar el horno a 350F

2. Forrar una bandeja de panecillos con vasos de papel

3. Mezcla aceite, vinagre, huevos, plátanos y dátiles en un procesador de alimentos

4. Pulsa en los ingredientes secos hasta que se mezclen

5. Dobla las zanahorias y las nueces.

6. Colocar la cuchara en la bandeja preparada

7. Hornea unos 25 minutos

8. Enfriar en una bandeja

Consejos de cocina

Hornea en el medio del horno para evitar que se queme el fondo

Usar nueces de macadamia, nueces o pacanas

Variación

Usar calabacín en lugar de zanahoria

Arándanos o albaricoque picado en lugar de dátiles

Bollos de Cranny

Sirve: 16

Ingredientes

1 cucharada de cáscara de naranja

1 cucharadita de sal

1 huevo

1 cucharadita de bicarbonato de sodio

2 cucharadas de miel

3 cucharadas de coco rallado

½ taza de arándanos

2 tazas de harina de almendra

Intrucciones

1. Precalentar el horno a 375F

2. Mezclar la miel y el huevo

3. Añade los ingredientes restantes

4. Amasar brevemente y dar forma a los bollos

5. Hornea en una bandeja enharinada o engrasada unos diez minutos o hasta que esté bien cocida

6. Fresco en un estante

Consejos de cocina

Haz bollos de unos ½ de espesor

Variación

Usa dátiles picados, albaricoques secos o sultanas

Sustituye el coco por harina de coco, añade 1/3 de taza de hierbas frescas picadas y omite la cáscara

Pan de nuez y plátano

Sirve: 12

Ingredientes

¼ aceite de copa

1 cucharada de miel

1 cucharada de esencia de vainilla

3 huevos

3 plátanos medianos

1 cucharadita de bicarbonato de sodio

¼ cucharadita de sal

1 ½ tazas de nueces molidas

¼ taza de harina de coco

Intrucciones

1. Precalentar el horno a 350F

2. Engrasar un molde de pan de 8x4 pulgadas

3. En un procesador de alimentos, mezcla aceite, miel, vainilla, huevos y plátanos

4. Mezclar con bicarbonato de sodio, sal y harina de nuez

5. Verter en la sartén preparada

6. Hornear alrededor de 1 hora

7. Dejar enfriar antes de voltear y cortar

Consejos de cocina

Usar plátanos de cocina congelados y descongelados, muy húmedos, pan fresco

Variación

Usa 2 tazas de harina de almendras en lugar de coco y nuez Añade ½ taza de nueces picadas

Envoltorios para sándwiches de alforfón

Sirve: 8

Ingredientes

1 taza de agua caliente

2 cucharadas de aceite vegetal

2 huevos

½ cucharadita de sal

½ cucharadita de polvo de hornear

1 taza de harina de alforfón ligera

Intrucciones

1. Bate todos los ingredientes en una masa fina

2. Calentar una sartén en el med-high

3. Cocinar en cantidades de media taza, girando la sartén para cubrir toda la superficie

4. Gira después de dos minutos

5. Cocina ambos lados hasta que se doren

Consejos de cocina

Hacer envoltorios para sándwiches

Cortar en triángulos y comer con salsa

Cubrir con la ensalada de verduras favorita y carne fresca

Variación

Añadir ½ taza de hierbas frescas picadas para rebozar; cebollino, romero, tomillo, orégano

Añadir un poco de ajo picado y cebollino o cebolla en polvo Añadir una cucharada de semillas de comino tostado

Carnes

Pollo a la parrilla con hierbas

Sirve: 4

Ingredientes

1/3 taza de aceite vegetal

3 cucharadas de vinagre

¼ cucharadita de sal

1 cucharada de pimienta fresca molida

1 hoja de laurel

2 dientes de ajo picados

¼ taza de cebolletas picadas

4 cucharadas de perejil picado

¼ taza de orégano picado

4 cucharadas de romero picado

2 ½ libras de pechuga de pollo

Intrucciones

1. Mezclar hierbas, pimienta y sal en una bolsa

2. Añade el pollo y agítalo bien para cubrir

3. Sentar el pollo en adobo en el refrigerador por lo menos una hora

4. Girar el horno a la parrilla y cocinar el pollo

5. Servir con salsa y las verduras favoritas

Consejos de cocina

Prepara el marinado del pollo el día anterior y guárdalo en la nevera. Asa el pollo a 450°F unos 20 minutos y luego ásalo para dorar

Variación

Usar carne de vacuno alimentada con pasto en lugar de pollo.Añade un poco de tu salsa favorita y una cucharadita de azúcar moreno para marinar

Palitos de tambor de Adobo

Sirve: 4

Ingredientes

6 baquetas

1 cucharadita de sal

2 dientes de ajo picados

1 cucharada de vinagre

1/2 taza de agua

1/2 taza de pimientos chipotle en salsa de adobo

Intrucciones

1. Mezclar los pimientos en la salsa con agua, en una licuadora

2. Frota el pollo y refrigera de 1 a 12 horas

3. Calentar el horno a 400F

4. Hornea en un plato cubierto durante unos 45 minutos, o hasta que se cocine

5. Terminar bajo la parrilla

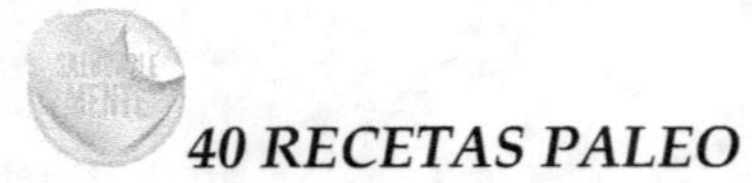

Consejos de cocina

Cocina los muslos hasta que estén bien cocidos

Usa 1 lata de pimientos y la misma cantidad de agua, usa ½ taza y congela el resto en ½ porciones de taza para su uso posterior

Variación

Usar filetes en lugar de pollo

Reemplazar los pimientos por la salsa favorita

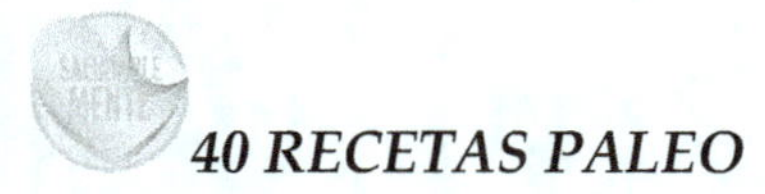

Sopa de pollo y vegetales al curry

Sirve: 6

Ingredientes

1 ½ pintas de caldo de pollo

1 cucharada de jengibre rallado

3 cucharadas de salsa

2-3 tazas de verduras finamente picadas 1 taza de pollo al curry desmenuzado

2 dientes de ajo picados

½ cebolla, picada

1 cucharada de aceite vegetal

Intrucciones

1. Saltear jengibre, ajo y cebolla en aceite en una gran sartén

2. Añade las verduras y el pollo, dos minutos

3. Revuelve el caldo, la salsa y cocina a fuego lento hasta que las verduras estén tiernas

4. Servir caliente

Consejos de cocina

Usar las sobras de pollo

Variación

Usar pollo normal y añadir 1 cucharada de pasta de curry y ½ cucharadita de miel

Usar pavo o pato y usar vinagre de vino tinto

Cazuela de salchichas de pavo

Sirve: 12

Ingredientes

1 ½ cebolla picada

2 pimientos picados

12 huevos

1 libra de salchicha de pavo picada

Pimienta y sal a gusto

½ taza de hongos picados

1 cucharada de aceite

2 cucharadas de perejil picado

2 cucharadas de cebollino, puerro o cebolla de verdeo picados.

Intrucciones

1. Precalentar el horno a 350F

2. Calentar el aceite en una sartén

3. Salchicha marrón

4. Sazonar al gusto y verter en el plato de hornear

5. Saltear cebolla, champiñones y pimientos

6. Esparcir sobre la salchicha en la bandeja de hornear

7. Bate los huevos con hierbas en un tazón

8. Verter sobre las salchichas y las verduras

9. Cocina hasta que esté listo, unos 45 minutos

Consejos de cocina

Genial para congelar, ¡haz un extra!

Variación

Usar salchichas de cerdo

Usar el pollo desmenuzado

Pollo Habanero

Sirve: 6

Ingredientes

2 ½ libras de pechuga de pollo

Pimienta y sal

1/3 de taza de vinagre

1 taza de tomates cortados en dados

2 cucharadas de jugo de naranja

1 cucharadita de cáscara de naranja

2 dientes de ajo picado

1 cebolla picada

2 cucharadas de pasta de achiote

1 cucharada de salsa de habanero

Intrucciones

1. Mezclar todos los ingredientes juntos

2. Deja en el refrigerador al menos 1 hora

3. Freír en aceite vegetal hasta que se cocine y servir caliente.

Consejos de cocina

Hacer el adobo la noche anterior y dejarlo en la nevera

Variación

Cocina un pollo entero en caldo y usa la carne en lugar de la pechuga de pollo cruda. Usa el agua de cocción para hacer la sopa

Omitir la salsa de habanero para la comida de los niños

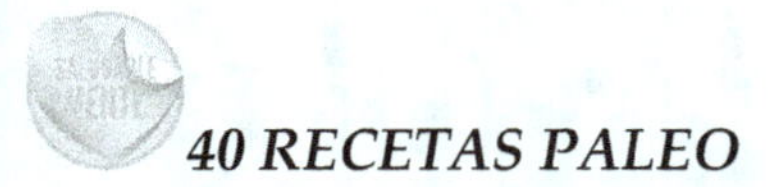

Estofado de carne magra en olla de cocción lenta

Sirve: 6

Ingredientes

Pimienta y sal a gusto

½ cucharadita de pimentón

½ cucharadita de comino

1 cucharadita de tomillo fresco picado

1 cucharadita de romero fresco picado

1 cucharadita de salvia fresca picada

1 ½ pintas de caldo de carne

1 pinta de tomates cortados en dados

2 pimientos picados

2 dientes de ajo picados

2 cebollas picadas

1 libra de carne magra picada

Intrucciones

1. Calentar el aceite en una olla de sopa

2. Dorar la carne, quitar la carne

3. Saltea las cebollas y el ajo

4. Añade los pimientos y saltéalos brevemente

5. Añade la carne de vaca dorada y los ingredientes restantes

6. Transferir a la olla eléctrica y cocinar 2-2 ½ horas, hasta que la carne esté tierna

Consejos de cocina

Revuelve las especias y las hierbas en el aceite antes de cocinar la carne para difundir el sabor de manera uniforme. Cocina en un plato cubierto en el horno a 350F hasta que se ablande en lugar de una olla eléctrica

Variación

Usar el pollo y el caldo de pollo

Añade 2 o 3 tazas de verduras finamente cortadas

Mini Quiche de hongos

Sirve: 12

Ingredientes

Pimienta al gusto

12 tomates cherry

4 piezas de tocino frito

2 onzas de hongos

8 huevos

¼ taza de hierbas frescas picadas

Intrucciones

1. Precalentar el horno a 350F

2. Engrasar una bandeja de panecillos de 12 tazas

3. Bate los huevos

4. Picar los champiñones, el tocino, los tomates, la temporada

5. Pon un pequeño huevo en cada taza de panecillo

6. Espolvorear el relleno

7. Pon un poco más de huevo en la parte superior

Consejos de cocina

Cocinar la carne antes de ponerla en mini quiches

Variación

Añade zanahoria rallada, calabacín o espinaca rallada a las quiches

El mejor adobo para la carne de vacuno

Sirve: 4

Ingredientes

1 libra de carne cocida y picada

¼ cucharadita de polvo de mostaza

¼ cucharadita de pimienta

1 cucharadita de tomillo seco

1 cucharadita de romero seco

½ cucharadita de sal

1 diente de ajo picado

½ cebolla picada

1 cucharada de Worcestershire

1 cucharada de miel

3 cucharadas de pasta de tomate

1 taza de vinagre

Intrucciones

1. Cocinar a fuego lento todos los ingredientes excepto la carne durante diez minutos

2. Añade la carne y déjala cocer a fuego lento tapada unos diez minutos

3. Servir caliente con puré de patatas y verduras al vapor

Consejos de cocina

Dorar la carne cruda en aceite y luego cocerla a fuego lento en la salsa hasta que esté cocida

Variación

Usar pollo o cerdo desmenuzado

Usa la salsa barbacoa

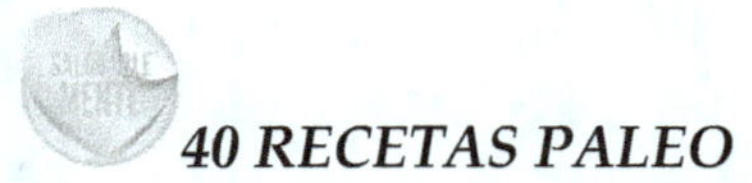

Sabrosas albóndigas de cordero

Sirve: 5

Ingredientes

¼ cucharadita de canela

¼ cucharadita de pimienta negra

½ cucharadita de comino molido

1 cucharadita de cilantro molido

1 cucharadita de sal

1 huevo

1 cucharada de menta fresca picada

1 cucharada de cilantro fresco picado

2 dientes de ajo picados

½ cebolla, picada

1 libra de cordero picado

Intrucciones

1. Precalentar el horno a 375F

2. Mezclar todos los ingredientes juntos

3. Formar albóndigas del tamaño de una cucharada

4. Hornea en un plato con un poco de aceite de cocina diez minutos

5. Dale la vuelta a las albóndigas, cocínalas de 5 a 10 minutos, hasta que estén bien cocidas.

Consejos de cocina

Mezclar la carne picada en último lugar, para obtener una distribución uniforme de los sabores

Variación

Usa carne picada y romero picado

Usar picadillo de pollo y salvia picada

Añadir semillas de sésamo

Pizza de salchichas italianas

Sirve: 8

Ingredientes

Semillas de hinojo

orégano

½ taza de mitades de tomate cherry

½ taza de marinara

1 pimiento, picado

1 salchicha italiana, en rodajas

4 onzas de hongos, picados

½ cebolla, picada

1 cucharada de aceite de oliva

2 huevos

3 cucharadas de mantequilla de almendra

1 taza de harina de almendra

Intrucciones

1. Precalentar el horno a 350F

2. Engrasar una bandeja de horno

3. Mezclar en un bol, sal, huevos, mantequilla de almendra y harina

4. Amasar en una masa y presionarla plana, sobre la bandeja preparada

5. Hornear diez minutos

6. Saltear ligeramente la salchicha, los hongos, la cebolla

7. Añade la pimienta y el ajo, salteado 1 minuto

8. Esparcir la marinada sobre la corteza

9. Espolvorear con verduras salteadas y salchichas

10. Espolvorear con semillas de hinojo y

orégano

11. Hornea unos 25 minutos

12. Cuando se cocinan, se cubren con tomates cherry

Consejos de cocina

La masa de la pizza de harina de almendra es suave, ten cuidado al transferir las rebanadas a un plato

Variación

Usar jamón, tocino o pollo en lugar de salchichas

Añade aceitunas, rodajas de aguacate o alcaparras

Tazas de jamón y huevo

Sirve: 3

Ingredientes

Pimienta y sal a gusto

3/4 de taza de salsa holandesa

1 pimiento en juliana

2 tazas de rúcula fresca

6 huevos

6 lonchas de jamón

Intrucciones

1. Precalentar el horno a 350F

2. Engrasar una bandeja de panecillos de 6 tazas

3. Cortar cada pieza de jamón desde el centro hasta el borde para hacer un cono y forrar la bandeja de panecillos.

4. Llenar cada taza con un huevo y sazonar

5. Hornea unos quince minutos

6. Saltea brevemente los pimientos y mézclalos con rúcula

7. Viste la rúcula y los pimientos con vinagreta de limón

8. Servir el jamón y las copas de huevo en una cama de ensalada de rúcula y rociada con salsa holandesa

Consejos de cocina

Usa huevos grandes o llena el espacio restante con queso rallado o perejil picado o cebollas

Variación

Forrar las tazas con tocino

Bate el huevo con la cebolla picada o la zanahoria rallada y luego viértelo en las tazas de jamón

Mini pan de carne de res y tocino

Sirve: 4

Ingredientes

Pimienta al gusto

2 cucharadas de perejil fresco picado

1/3 taza de cebollino fresco picado

2 dientes de ajo picados

¼ taza de leche de coco

8 tiras de tocino y ½ libra de tocino picado

1 libra de carne picada

Intrucciones

1. Precalentar el horno a 400F

2. Engrasar una bandeja de panecillos de 8 tazas

3. Mezclar la leche de coco, el cebollino, el ajo, la pimienta, el tocino picado y la carne picada

4. Forrar las tazas de panecillos con tiras de tocino

5. Llenar las tazas con la mezcla de carne

picada

6. Hornear media hora

7. Enfriar y servir con perejil encima

Consejos de cocina

Usa una batidora eléctrica para mezclar los ingredientes de la carne picada

Variación

Usar verduras ralladas en lugar de carne picada

Cubrir con queso rallado antes de hornear

Añade un huevo a la mezcla de carne picada

La mejor carne frita

Sirve: 4

Ingredientes

2 cucharadas de aceite

¼ taza de caldo de carne

Pimienta y sal a gusto

½ cebolla picada

1 ½ cucharaditas de jugo de lima

1 cucharadita de orégano

2 dientes de ajo picados

1 libra de carne picada

Intrucciones

1. Añadir aceite a la sartén caliente

2. Añade ajo, cebolla, pimienta, sal y orégano

3. Añade la carne picada y revuelve para dorarla 1-2 minutos

4. Mezcla el jugo de lima y el caldo de carne, viértelo en la sartén

5. Bajar el calor y cocinar

6. Servir caliente con las verduras favoritas

Consejos de cocina

Cocina la carne primero a fuego alto durante unos minutos, luego a fuego lento hasta que se cocine para obtener una carne tierna

Variación

Marinar la carne picada en caldo premezclado y especias/hierbas, en el refrigerador

Cocinar la carne picada en aceite sazonado

Añadir dos veces el caldo cuando esté casi cocido, mezclar un poco de almidón de maíz con un poco de caldo y revolver la carne para formar una salsa

La carne picada puede usarse para el pastel de pastor, la pasta o con la salsa y el arroz

Sopa de brócoli y carne de vacuno

Sirve: 6

Ingredientes

1 libra de brócoli picado

1 libra de carne cocida en cubos

1 diente de ajo picado

½ cebolla picada

4 cucharadas de salsa de soja

4 cucharadas de jengibre fresco rallado

3 pintas de caldo de carne

Intrucciones

1. Calentar el caldo a fuego lento

2. Revuelve todos los ingredientes

3. Cocinar a fuego lento hasta que el brócoli esté tierno

4. Servir con puré de papas

Consejos de cocina

Freír la carne cruda en un poco de aceite,

luego cocinarla a fuego lento hasta que esté bien cocida, añadir el caldo y cocinar según el método

Variación

Usa cerdo, pollo o pavo y 1 libra de vegetales mezclados en cubos

Añade algunos chiles, pimientos y tomates

Sopa de verduras y carne con especias

Sirve: 6

Ingredientes

Pimienta y sal a gusto

2 cucharadas de aceite

1 taza de leche de coco

2 pintas de caldo de carne

1 cucharada de canela

½ cucharadita de clavos molidos

½ cucharadita de cúrcuma molida

¼ cucharadita de nuez moscada molida

1 cucharada de polvo de curry suave

¼ taza de perejil fresco picado

1 chirivía picada

1 puerro picado

2 manzanas picadas

2 zanahorias picadas

1 patata picada

1 cebolla picada

1 taza de vegetales mixtos picados; coliflor, brócoli, frijoles, guisantes 2 palitos de apio picados

1 ½ libras de carne picada

Intrucciones

1. Calentar el aceite en una olla de sopa

2. Carne picada, ajo, cebolla

3. Añade el resto de las verduras y saltéalas 1-2 minutos

4. Revuelve las especias y el perejil

5. Añade la leche de coco y el caldo de carne

6. Cocinar a fuego lento hasta que las verduras estén tiernas

7. Sazonar para probar

8. Servir caliente

Consejos de cocina

Revuelve las especias en el aceite antes de dorar la carne, para obtener un sabor uniforme a través del plato Pica todas las verduras pequeñas para mejorar el sabor y acortar el tiempo de cocción

Variación

Usar pollo, pavo, cerdo o cordero en lugar de carne de vaca. Usar cualquier verdura fresca que tengas a mano

Añade hierbas frescas

Cubrir con yogur al estilo griego

Gofre de bayas y coco

Sirve: 4

Ingredientes

¼ taza de frambuesas (extra para la cobertura)

¼ taza de crema de coco

1 cucharada de miel

1 cucharadita de esencia de vainilla

½ cucharadita de canela

2 huevos

½ cucharadita de bicarbonato de sodio

¼ taza de coco desecado

1 ½ tazas de harina de almendra

Intrucciones

1. Calentar la plancha de gofres

2. Mezclar los ingredientes en un tazón

3. Cocinar en la plancha de gofres

4. Servir con bayas extra y miel para endulzar

Consejos de cocina

Si los gofres se pegan, engrasar la plancha de gofres con mantequilla entre cada uno de ellos. Descongelar las bayas en un colador sobre un tazón, desechar el líquido

Variación

Usar arándanos o fresas

Omite el coco y usa nueces picadas, nuez o pacana y un poco de mezcla de especias

Pollo asado con pimienta de limón

Sirve: 4

Ingredientes

Sal al gusto

Pimienta de limón

1 diente de ajo

1 cucharadita de romero fresco o salvia

4 pechugas de pollo

Intrucciones

1. Precalentar el horno para asar

2. Forrar una bandeja de horno con papel de aluminio

3. Espolvorear el pollo con pimienta de limón y sal

4. Coloca el pollo en una bandeja preparada

5. Espolvorear con hierbas y colocar el diente de ajo en la bandeja

6. Asar a la parrilla 10-15 minutos

7. Girar y asar el otro lado 10-15 minutos

8. Servir cuando esté marrón dorado

Consejos de cocina

Cocinar a 350F en un plato cubierto unos 30 minutos, luego dorar bajo la parrilla

Variación

Usa chuletas de cordero

Cubrir la carne con cebolla en rodajas y tu salsa favorita

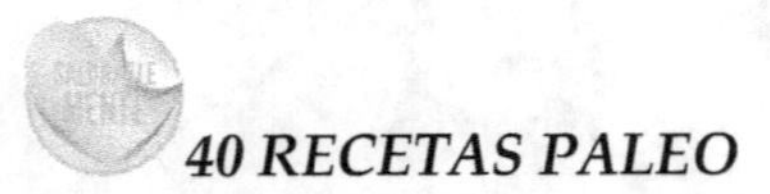

Hamburguesas de carne de bisonte

Sirve: 4

Ingredientes

Pimienta y sal a gusto

2 dientes de ajo picados

1 huevo

1 pimiento jalapeño

1 cucharada de romero fresco picado

1 cucharadita de tomillo fresco picado

1 cebolla picada

1 libra de bisonte picado

Intrucciones

1. Mezclar todos los ingredientes

2. Hacer hamburguesas

3. Freír en una sartén mediana/caliente hasta que esté bien cocido.

4. Cocinar ambos lados

5. Servir caliente en panecillos de hamburguesa con la ensalada y la salsa

favorita.

Consejos de cocina

Asar a la parrilla en una bandeja de hornear con papel de aluminio en el centro del horno

Variación

Usar pollo, cerdo o pavo picado

Formar bolas y usarlas para espaguetis y albóndigas

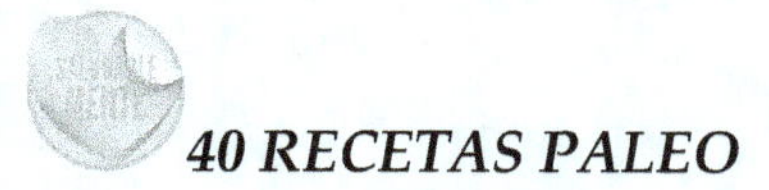

Filetes al pesto

Sirve: 6

Ingredientes

Pimienta y sal a gusto

Spray de cocina

2 cucharadas de harina de almendra

2 cucharadas de salsa pesto

6 filetes de tilapia

Intrucciones

1. Precalentar el horno a 400F

2. Preparar una bandeja de horno con spray de cocina

3. Arreglar los filetes en la sartén

4. Espolvorea los ingredientes restantes encima

5. Hornea diez minutos, o hasta que esté bien cocido

6. Servir con patatas dulces de canela

Consejos de cocina

Pon el pesto, la harina y los condimentos en una bolsa de plástico, añade el pescado y agítalo suavemente para cubrirlo de sabor

Variación

Primero usa filetes de carne de vaca y marínalos en el refrigerador

Espolvorea el pescado con jengibre fresco rallado y cebolletas picadas antes de hornearlo. Añade semillas de hinojo trituradas para sazonar el pescado

Postres

Helado de batata

Sirve: 4

Ingredientes

1/8 de cucharadita de sal

1/8 de cucharadita de nuez moscada

1 cucharadita de esencia de vainilla

2 cucharadas de canela

2 yemas de huevo

1 cucharada de jarabe de arce

1 lata de leche de coco entera

1 batata pelada y horneada

Intrucciones

1. Congelar el accesorio de helado durante la noche

2. Puré de leche de coco con batata en una licuadora

3. Mezclar los ingredientes restantes

4. Cubrir el tazón con una envoltura de plástico y congelarlo dos horas

5. Pon la mezcla en la máquina de hacer helados y bátelo durante media hora

Consejo de cocina

Mezclar los ingredientes secos antes de mezclarlos con la batata y la leche

Variación

Sustituir el jarabe de arce por miel

Usa 2 plátanos en lugar de la batata

Jugo de manzana y remolacha

Sirve: 1

Ingredientes

2 manzanas

2 remolachas

2 Zanahorias

Intrucciones

1. Poner remolachas limpias en una olla de agua, llevar a fuego lento

2. Después de 25 minutos quita las remolachas y enjuaga en agua fría

3. Pelar las remolachas bajo el agua, recortar los extremos y rebanar

4. Pela las manzanas y las zanahorias

5. Poner todos los ingredientes en un exprimidor

Consejos de cocina

Hervir a fuego lento las remolachas en sus pieles para evitar que todos los nutrientes se filtren en el agua

Variación

Omitir la remolacha y usar la piña

Congelar el jugo como un bloque de hielo

Añade tallos de apio o rodajas de pera en lugar de remolacha

Citas y barras de nueces de Cranny

Sirve: 24 piezas

Ingredientes

½ taza de coco rallado

1/2 taza de dátiles sin hueso

½ taza de arándanos

¼ taza de pistacho crudo

¼ taza de semillas de calabaza

1/2 taza de mitades de nuez

1/2 taza de almendras crudas

½ taza de nueces de macadamia

½ taza de mitades de nuez

¼ taza de semillas de girasol

1 cucharadita de canela molida

3 cucharadas de miel

1 taza de comida de almendras

1 huevo

¼ taza de aceite de coco

¼ taza de mantequilla de almendra

Intrucciones

1. Esparcir las nueces y semillas en una bandeja de horno, asarlas, revolviéndolas frecuentemente hasta que estén ligeramente

tostadas

2. Retira la bandeja y calienta el horno a 350F

3. Mezcla los ingredientes restantes, mézclalos bien

4. Añade las semillas y las nueces

5. Esparcir en una bandeja de hornear con una espátula. Presiona bien hacia abajo

6. Hornea 10-15 minutos, hasta que se ponga marrón en los bordes

7. Dejar enfriar

8. Cortar en rodajas iguales

9. Almacenar a temperatura ambiente

Consejos de cocina

Las nueces y las semillas se queman fácilmente, así que mantén tus ojos y nariz en ellas

Hornea en el centro del horno para evitar que la parte inferior de las barras se quemen

Variación

Usa cualquier mezcla de nueces y semillas a 2 ¾ tazas Usa diferentes frutas secas; sultanas, albaricoques, mango picado a 1 taza

Brownies Cranny Banana

Sirve: 16

Ingredientes

¼ taza de chispas de chocolate

¼ taza de arándanos

1 cucharada de miel

1 cucharada de esencia de vainilla

1 banana mediana

16 fechas

1 cucharadita de canela

½ taza de cacao en polvo, sin azúcar

2 1/3 tazas de mitades de nuez

Intrucciones

1. Poner canela, cacao y nueces en un procesador de alimentos, mezclar suavemente

2. Añadir el plátano y los dátiles, mezclar

3. Añadir la vainilla y la miel, mezclar

4. Dobla las pepitas de chocolate y los arándanos

5. Presionar en una bandeja de hornear ligeramente engrasada y congelar hasta que esté listo, alrededor de una hora

6. Cortar en trozos iguales

Consejos de cocina

Cubre el plato o ponlo dentro de una bolsa de plástico antes de congelar la

Variación

Utiliza otras frutas secas en lugar de dátiles

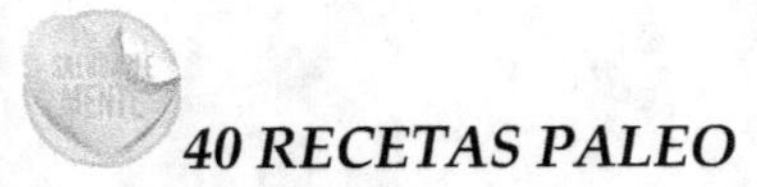

Usa jarabe de arce en lugar de miel

Usar nueces o nueces de macadamia en lugar de nueces

Pikelets de coco

Sirve: 4

Ingredientes

2 cucharaditas de esencia de vainilla

¼ cucharadita de canela

1 cucharadita de bicarbonato de sodio

4 huevos

½ cucharadita de sal

1 taza de leche de coco

1 cucharada de miel

½ taza de harina de coco

Intrucciones

1. Bate la leche, los huevos y la vainilla

2. Cernir los ingredientes restantes

3. Calentar el aceite en una sartén

4. Coloca una cucharada de masa en la sartén y cocínala hasta que se dore por ambos lados. Servir con miel o jarabe de arce

Consejos de cocina

Estos pikelets no burbujean, por lo que hay

que comprobar si la harina de coco cocida es muy absorbente, por lo que necesitas 4 huevos

Variación

Añadir ½ taza de arándanos o frambuesas para rebozar

Gaufres de calabaza dulce

Sirve: 4

Ingredientes

2 cucharaditas de esencia de vainilla

2 cucharadas de puré de calabaza

1 cucharada de aceite

1 cucharadita de miel

3 huevos

½ cucharadita de sal

½ cucharadita de bicarbonato de sodio

1 cucharadita de nuez moscada

½ cucharadita de clavo

1 cucharada de canela molida

5 cucharadas de harina de almendras

2 cucharadas de harina de coco

Intrucciones

1. Bate los ingredientes húmedos

2. Mezclar en los ingredientes secos

3. Cocinar en una wafflera bien engrasada

Consejos de cocina

La harina de coco es muy absorbente, sólo se necesita un poco

Variación

Omitir las especias y la calabaza para los gofres de llanura

Cereales para el desayuno

Sirve: 2

Ingredientes

1 cucharada de esencia de vainilla

1 cucharada de canela

1 taza de leche de almendra

2 cucharadas de aceite

¼ taza de nueces

2 cucharadas de coco rallado

2 cucharadas de semillas de lino

2 cucharadas de semillas de calabaza

2 cucharadas de semillas de chía

Intrucciones

1. Calentar el aceite y la leche en una olla a fuego lento

2. Moler los ingredientes restantes juntos

3. Revuelve en la leche

Consejos de cocina

Añade más semillas de chía para un cereal

más espeso, o menos para un cereal más fino

Revuelve en ½ taza de bayas frescas, fruta seca

Añade vainilla y canela

Hazlo salado con un poco de sal

www.ingramcontent.com/pod-product-compliance
Lightning Source LLC
Chambersburg PA
CBHW070807240726
48654CB00007B/241